Couverture Inférieure manquante

DEBUT D'UNE SERIE DE DOCUMENTS
EN COULEUR

Dr Paul FABRI

ANCIEN INTERNE DES HÔPITAUX

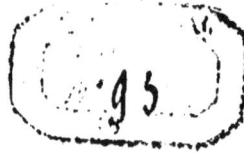

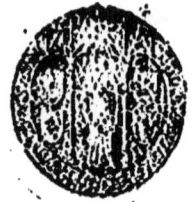

Neurasthénie

et

Etats Neurasthéniques

Montpellier

G. Firmin, Montane & Sicardi

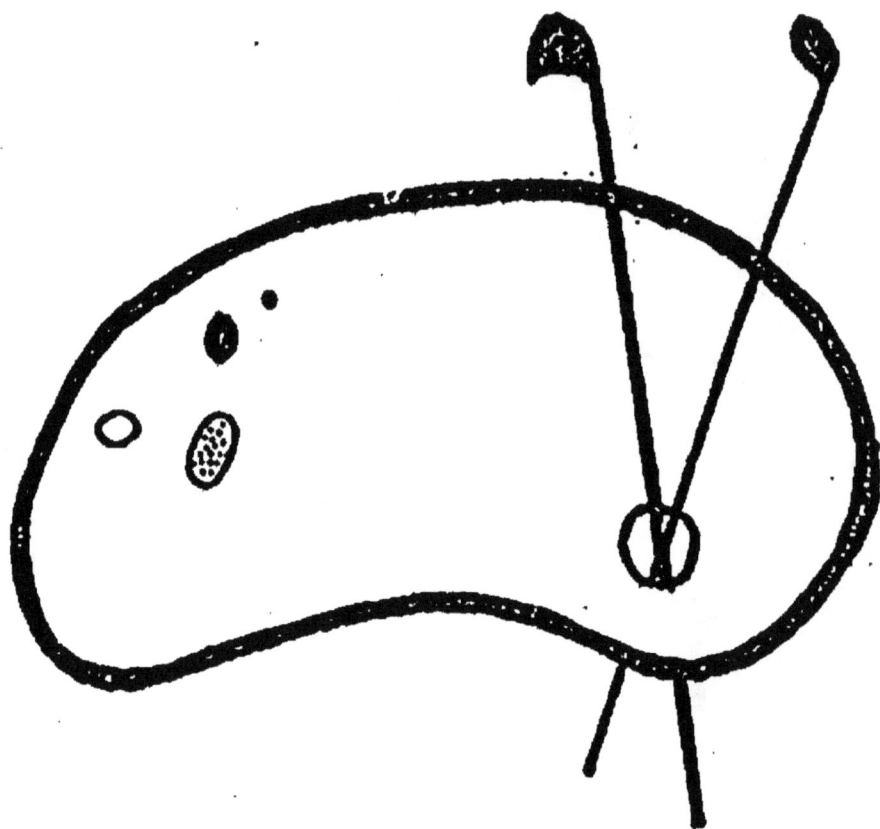

**FIN D'UNE SERIE DE DOCUMENTS
EN COULEUR**

NEURASTHÉNIE

ET

ÉTATS NEURASTHÉNIQUES

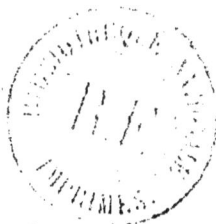

PAR

Paul FABRI

DOCTEUR EN MÉDECINE

ANCIEN INTERNE DES HOPITAUX

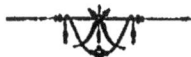

MONTPELLIER

IMPRIMERIE Gustave FIRMIN, MONTANE et SICARDI

Rue Ferdinand-Fabre et quai du Verdanson

—

1907

Je dédie ce modeste travail :

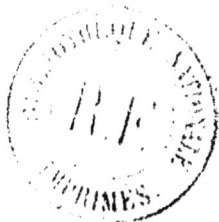

A MES PARENTS

*En témoignage bien faible de ma profonde
affection et de ma reconnaissance infinie.*

P. FABRI.

A MES MAITRES

P. FABRI

A MON PRÉSIDENT DE THÈSE

MONSIEUR LE PROFESSEUR RAUZIER

Avec l'expression de nos très respectueux
remerciements pour le grand honneur qu'il
nous a fait en acceptant la présidence de
cette thèse.

P. FABRI.

A L'AMI FRATERNEL

Docteur Maurice BEAUMELLE

En souvenir des heures enfuies si vite mais inoubliables qu'ensemble ont vécues ici toutes nos joies et nos mélancolies dans notre universitaire et pourtant nostalgique «Jardin de Bérénice».

P. FABRI

AVANT-PROPOS

Le titre primitif de ce travail inaugural était « Neurasthénie et Neurasthénies ». Cette répétition intentionnelle du terme était destinée à intituler une étude comparative de deux groupes d'états pathologiques, relevant dans l'ensemble d'une déchéance nerveuse, primitive ou acquise, prédominant souvent au point d'en constituer presque toute la symptomatologie, mais séparés toutefois entre eux par les différences variables que met un diagnostic exact entre des troubles purement symptomatiques et les signes d'une affection plus ou moins nettement déterminée.

Autrement dit notre intention était de présenter ici, non point une étude de diagnostic différentiel, la tâche eût été trop vaste, mais de simples considérations sur deux groupes d'états, les uns masquant, les autres simulant une neurasthénie.

Nous avons abandonné ce titre pour plusieurs raisons : d'abord parce qu'au cours de nos recherches bibliographiques nous l'avons rencontré en tête d'un article du docteur Blocq, de la Salpêtrière, dans la Gazette des Hôpitaux, sous forme d'un véritable chapitre consacré à cette névrose et à ses différentes formes cliniques avec les paragraphes usuels d'étiologie, de pathogénie, de diagnostic et de traitement. Le but de ce travail n'étant point de présenter une réédition, même augmentée, de l'étude des modalités diverses que réa-

lise cliniquement l'épuisement nerveux, nous avons pensé que ce serait plus qu'un simple vice de langage nosologique d'appliquer le même vocable, malgré l'addition de formes déterminées, à certains états qui, pour emprunter la physionomie de cette névrose, n'ont pourtant que cet élément de commun avec elle. Nous disons bien certains états, pour préciser nous voulons désigner ceux qui seront cités au cours de cette étude, parce qu'il est incontestable que la prédominance d'un symptôme parmi les manifestations si dissemblables d'une neurasthénie proprement dite, justifie la juxtaposition ordinairement employée de forme génitale, dyspeptique, etc..., surtout si on n'y veut point mettre d'explication pathogénique.

De plus, le fait d'employer au pluriel ce terme de neurasthénie, semble exprimer une indécision sur un point qui, pour être aujourd'hui controversé par quelques-uns, n'en reste pas moins cliniquement établi, à savoir : l'existence indéniable de la neurasthénie à titre d'espèce nosologique suffisamment déterminée.

Ce chapitre assez spécial des névroses se prête évidemment plus que tout autre aux hypothèses et aux discussions ; les données si souvent définitives qu'ont établies en maint débat médical les recherches anatomo-pathologiques faisant ici défaut ou n'ayant point encore apporté cette lumière qui entraîne l'évidence, il s'est produit en somme, à propos de la neurasthénie, les mêmes contradictions que souleva et que soulève encore l'étude des autres névroses, l'hystérie, la chorée, l'épilepsie.

Après avoir pendant très longtemps, dans les chapitres des maladies du système nerveux des traités classiques, figuré au titre de véritables entités morbides, ces névroses ont été peu à peu l'objet d'une revision, d'un remaniement, d'un démembrement qui ne tendaient à rien moins qu'à leur dénier une existence autonome pour les abaisser au rang de syndromes complexes et incomplètement étudiés. Les démembrements que l'on introduisait dans ces grands syndromes, l'albuminurie, l'ictère, le diabète, le paludisme, gagnèrent ainsi la neurologie.

L'histoire de l'épilepsie en fournit un exemple caractéristique ; après avoir été pendant si longtemps le dogme indiscuté, la notion d'essentialité de cette névrose fut attaquée, niée même. Le cadre, de jour en jour plus élargi des épilepsies symptomatiques. réformait à ce point l'ancienne division classique, que l'on songea à retirer de la nosologie cette espèce morbide, cette entité classique si définie : l'épilepsie essentielle.

Nous noterons, dans notre chapitre de l'historique, cette tendance actuelle à démembrer de même la neurasthénie pour en faire simplement un syndrome traduisant l'épuisement nerveux, l'atteinte de la cellule nerveuse sous les influences les plus diverses.

Nous-même, du reste, admettons bien une distinction entre les différents degrés de l'asthénie nerveuse, et c'est même sur elle que nous baserons la division de notre travail en ses différents chapitres. Mais nous ne suivons pas dans leurs conclusions ceux qui refusent à cette névrose cette autonomie qui lui est propre, cette individualité clinique qui lui appartient et qu'il convient de lui conserver.

Il suffit que sous l'apparente complexité des symptômes et malgré la multiplicité des facteurs étiologiques, la clinique ait retrouvé le lien pathologique qui unissait tous ces états morbides, témoignant presque tous de la même origine, attestant cette communauté d'un fond identique, commandés enfin par cette étiologie dominante : l'hérédité nerveuse, la cause des causes, suivant l'heureuse expression de Trélat, pour que la conception de Beard, l'entité de la neurasthénie, soit consacrée et admise dans la nosologie des névroses.

Le fait d'observer, au cours d'états pathologiques divers, des crises épileptiformes, ne peut suffire à refuser à l'épilepsie essentielle son titre d'entité morbide, et l'on ne peut s'empêcher d'approuver pleinement la déclaration suivante du professeur Rauzier : « Je ne consentirai pas plus à substituer la notion de crises épileptiformes à celle d'épilepsie essentielle qu'à supprimer la chorée de Sydenham, parce qu'il peut exister des mouvements choréiformes au cours de lésions diverses des centres nerveux ».

De même, en matière de neurasthénie, il y a des états neurasthéniformes provoqués par certaines influences qui autorisent à les considérer comme de véritables syndromes, mais cette constatation n'autorise nullement à refuser à la maladie de Beard le titre d'entité morbide auquel elle a droit.

En somme, dans l'impossibilité où l'on se trouve actuellement d'établir une classification idéale qui serait basée à la fois sur la symptomatologie, l'étiologie et la pathogénie, il est légitime d'admettre des distinctions que l'importance du pronostic justifie entièrement.

Si nous avons, dès cet avant-propos, accordé ce développement à ce point en litige, ce n'est pas pour en souligner l'importance et informer par là qu'il allait devenir au cours de ce travail son objet prédominant. Nous avons tenu à toucher à ce point nosologique pour nous permettre de ne plus y revenir, non pas évidemment que nous tenions la question pour tranchée, mais pour avoir le terrain net de toute discussion théorique, et nous engager enfin dans le développement que nous nous sommes proposé, la justification de notre titre « Neurasthénie et états neurasthéniques ».

NEURASTHÉNIE

ET

ÉTATS NEURASTHÉNIQUES

HISTORIQUE ET PLAN

Le chapitre de l'historique de cette névrose est à la fois un des plus attachants et un des plus volumineux de la pathologie. On peut ajouter aussi qu'il est un des plus instructifs sur les destinées contingentes qui ont marqué l'évolution de la plupart des théories médicales.

Qu'on se rappelle qu'il n'est guère de symptôme prédominant de cette névrose protéiforme qui n'ait pu servir de base à une étude, soit de classification, soit de pathogénie, suivant les auteurs, et l'on aura une idée approximative des innombrables théories qui ont vu le jour et qui rempliraient des volumes si l'on voulait les passer en revue et les discuter.

Un des points les plus importants de cet historique concerne son existence même, nous voulons dire son autonomie, scientifiquement reconnue et admise en nosographie.

On l'appelle encore aujourd'hui maladie de Beard, en souvenir de l'auteur américain qui, en 1869, en donna la première description d'ensemble, et il semble bien qu'avant cet

auteur on ne se soit jamais occupé sérieusement de son
identité nosologique au point de lui accorder droit de cité
en neurologie ; non point que les médecins ne l'aient jamais
rencontrée, des observations que l'on fait remonter jusqu'à
Hippocrate prouvent bien que l'épuisement nerveux n'a pas
attendu les derniers raffinements de la civilisation ou la ré-
gression globale dont on parle aujourd'hui pour se montrer
en clinique, mais lorsqu'ils la rencontraient elle recevait,
suivant les uns tant d'appellations différentes, suivant les
autres tant d'explications pathogéniques diverses, qu'on peut
à bon droit abonder dans le sens de ceux qui accordent à
Beard le mérite de lui avoir enfin constitué une individualité
clinique personnelle. Cette appellation de neurasthénie qui
lui resta eut en effet l'avantage très appréciable de substituer
un terme très clair, sans prétention pathogénique, à une
foule de termes dont la seule énumération montrait l'état
précaire de la question avant la description définitivement
admise depuis du *New-York Médical* de 1869.

En effet, l'hystéricisme de Goyer-Villermay, l'affection va-
poreuse de Pomme, l'hyperesthésie générale de Valleix, la
névropathie cérébro-cardiaque de Krishaber, la névropathie
cérébro-gastrique de Leven, la névrospasmie de Bracker, le
nervosisme de Bouchut, l'état nerveux de Sandras, pour ne
citer que ceux-là, ne paraissent pas désigner autre chose
que l'état morbide de Beard.

Toutefois la description que cet auteur en donna en 1869
ne s'imposa pas du premier coup. Entre cette description de
1869 et l'apparition de son mémoire dix ans après à l'Aca-
démie de médecine de New-York, il faut citer les travaux de
Fischer en Amérique (1872), de Campbell en Angleterre, de
Borel en Suisse et de Krishaber en France (1874).

Voilà donc sa première étape franchie. Elle n'existait pas
nosologiquement, elle allait innomée ou nommée de noms

trop divers. Puis elle devient brusquement la maladie que l'on voit partout. Après 1878, c'est un véritable déchaînement d'articles et d'ouvrages sur cette névrose. Il n'est plus question de nervosisme, d'hypocondrie, le terme de neurasthénie est adopté partout. Charcot, Axenfeld et Huchard vulgarisent la maladie de Beard, puis viennent les publications de Leven, Glénard, Gilles de la Tourette, Bouveret, Levillain, Mathieu, etc...

En Amérique, Weir Mitchell insiste sur le traitement qui porte son nom ; en Allemagne elle est étudiée par Erb, par Arndt, qui, comme le dit Levillain, fait de la neurasthénie une véritable tour de Babel « en y cataloguant Pie IX à côté de Napoléon, Luther à côté d'Ignace de Loyola », par Angel.

Enfin, les dernières études qu'il convient de citer en France, sont les publications de Régis, Ballet, Janet, de Fleury, Grasset, Rauzier.

Tel est rapidement esquissé l'historique de la neurasthénie jusqu'à ces derniers temps. Aujourd'hui il semble que cette névrose entre dans une nouvelle phase. Des conclusions de plusieurs thèses récentes se coordonnent pour affirmer que l'entité de la neurasthénie n'existe plus, qu'il n'y a pas une neurasthénie mais simplement des états neurasthéniques, comme il n'y a que des états cachectiques, par exemple.

Entité ou syndrome, tel est aujourd'hui le dilemme, tel est l'état de la question.

A bien considérer, il n'y aurait pas lieu en somme de rien reprocher à ce dilemme, s'il ne dépassait pas la clinique et si l'on veut bien se rappeler que l'art médical ne vaut que par le diagnostic et le pronostic, du moins pour les malades ; ce serait là de la bonne pratique de se poser chaque fois cette question devant un malade qui accuse des troubles nerveux et d'essayer de répondre si faire se peut au dilemme en question.

Diagnostiquer en effet neurasthénie, c'est se contenter d'un vague à peu près, c'est oublier complètement la raison d'être d'un diagnostic, mais c'est surtout s'exposer à faire fausse route pour le pronostic.

Quelle que soit en effet la conception que l'on se fasse de la névrose, quelle que soit la théorie pathogénique que l'on ait adoptée, il est indispensable de ne pas s'arrêter ainsi à cette seule constatation de phénomènes nerveux, d'autant plus qu'une thérapeutique instituée dans de telles conditions risque non seulement d'être inutile, mais peut devenir la source de véritables fautes parfois irrémédiables.

Il serait facile de multiplier les exemples où une pareille conduite a non seulement entraîné une erreur de diagnostic, non seulement un échec complet de thérapeutique, mais bien encore l'aggravation d'une affection à laquelle on aurait peut-être pu remédier et parfois encore des situations malheu-reuses qu'on aurait pu prévoir. C'est le cas par exemple d'une maladie de Bright à sa période prodromique, des pe-tits signes pouvant parfaitement simuler une neurasthénie, c'est le cas d'un début de paralysie générale à prodromes neurasthéniques dont la fréquence aujourd'hui justifie l'at-tention dont elle est l'objet, c'est le cas d'une démence pré-coce que son allure neurasthéniforme du début aura pu faire méconnaître.

Que l'on songe aux effets désastreux de l'hydrothérapie dans ce Bright diagnostiqué neurasthénie, aux conséquences pénibles, aux surprises fâcheuses de cette paralysie géné-rale qu'on aura évité de surveiller, à cet effondrement total de la démence que l'on n'aura point prévue, et l'on se ren-dra compte que la question d'un diagnostic différentiel est dans ces situations d'une importance telle qu'elle engage à la fois, et la sécurité d'une famille ou d'une société, et la responsabilité, sans parler du renom, du médecin.

Dans ces conditions, en attendant le triomphe de telle ou telle théorie, la clinique reprend tous ses droits, c'est elle à qui doit rester le dernier mot, qui va permettre dans une certaine mesure de se guider dans ces situations délicates. Elle a sérié les cas en multipliant ses observations, en suivant attentivement leur évolution, elle a permis de prévoir et d'établir ainsi, sinon des règles, du moins, dans l'attente d'une détermination plus exacte des lois médicales, des résultats numériques, qui conduisent à des semblants de lois.

Pour obtenir leur maximum d'utilité pratique, ces résultats (qui s'expriment par des statistiques permettant les classifications), donc ces classifications devaient forcément, surtout ici, dans un domaine aussi vaste, simplifier autant que possible.

Si on lui reproche d'être simpliste, cette méthode a pour sa justification l'avantage appréciable de la comparaison sur l'ancienne, qui se présentait vague et confuse comme un véritable dédale de tous les détraquements nerveux, de répondre à la clinique et de réaliser un degré d'approximation plus exacte touchant le diagnostic et le pronostic.

Ce sont donc ces raisons qui nous ont décidé à adopter le titre et la division de notre travail.

NEURASTHÉNIE

a. Neurasthénie simple
(névrose de Beard)

> Étiologie : Causes psycho-morales (sur-
> menage mental) agissant le plus sou-
> vent sur une hérédité neuro-arthri-
> tique.
> Symptomatologie : Stigmates avec symp-
> tômes secondaires variés mais limités.
> Pronostic : Généralement bénin. Affec-
> tion curable.

b. Neurasthénie psy-
chopathique

> Étiologie : Hérédité pouvant agir seule,
> à l'exclusion de toute autre cause.
> Symptomatologie : Prédominance de
> l'état mental.
> Pronostic : Réservé. Difficilement cura-
> ble.

ÉTATS NEURASTHÉNIQUES

a. Prémonitoires d'une affection organique : P. G. P., Bright,
néoplasmes, ramollissement progressif, etc.

b. Concomitants à une affection organique : Tabès, dyspepsies,
cardiopathies, etc.

c. Consécutifs à une affection organique : Maladies aiguës et
chroniques, traumatismes (toxhémies émotionnelles).

LA NEURASTHENIE SIMPLE (Névrose de Beard)

L'insistance que nous avons appliquée, dès le début, à réclamer pour cette névrose la qualité d'entité clinique, nous conduit à justifier cette conception en tête de ce chapitre. Nos arguments seront exclusivement cliniques, pour ne point s'embarrasser des nombreuses théories pathogéniques qui ont toutes naturellement la prétention de s'exclure les unes les autres, sans éclaircir du reste la question.

Nous pensons qu'une entité clinique est suffisamment déterminée lorsqu'elle réussit à grouper certaines manifestations qui se reproduisent simultanément dans des circonstances identiques. Cette relation des deux facteurs, étiologie et symptomatologie, suffit pour le clinicien. C'est sur elle qu'est basée en somme la distinction entre l'entité clinique et le syndrome. Dans la première, l'étiologie est à peu près constante, dans le second elle est des plus variables ; seule la symptomatologie les rapproche, sans toutefois les confondre.

Pour reprendre notre exemple de l'épilepsie, nous réserverons le titre d'espèce nosologique à l'épilepsie essentielle, dont l'étiologie présente ce caractère suffisamment établi d'être dominé par l'hérédité, et nous appellerons syndrome épileptiforme les convulsions des femmes en couche, celles du début des maladies aiguës chez les enfants et celles des intoxiqués, et cela malgré une symptomatologie en apparence

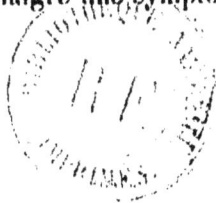

2

identique. De même pour la chorée, le syndrome choréiforme, que l'on observe au cours de lésions diverses des centres nerveux, ne saurait supprimer l'espèce clinique : chorée de Sydenham, de même enfin le syndrome anémie n'exclut en rien l'entité clinique de la chlorose et du chloro-brightisme.

Or, il semble bien que c'est pour ne pas avoir tenu suffisamment compte de ces données pourtant si importantes de la clinique que l'on a pu introduire une telle confusion dans ce chapitre de la neurasthénie.

Avant Beard, avons-nous dit, elle n'existait pas nosologiquement, elle allait innomée ou nommée de noms trop divers, et puis brusquement elle devient la maladie que l'on voit partout, une véritable maladie à tout faire. Évidemment on a forcé le cadre.

Et pourtant il y a des types cliniques indiscutables que l'on peut reconnaître, diagnostiquer et classer dans la même série, unis tous par l'étiologie, la symptomatologie, l'évolution et le traitement.

Il est donc indispensable de revenir un peu sur ses pas, de bien délimiter le sujet pour s'y reconnaître. C'est ce besoin de réaction qui faisait dire au docteur Thiroux, dans sa thèse, que « la seule cause déterminante de la neurasthénie essentielle était toujours une cause morale (frayeurs, soucis, chagrins prolongés) ». Que l'on ajoute à cette assertion trop exclusive la seule influence des causes psycho-morales, cette notion de l'hérédité névropathique, qui s'affirmera pour constituer une neurasthénie sous l'influence de troubles organiques, et l'on pourra fermer le chapitre de l'étiologie.

Dans le premier cas, à la rigueur, pas n'est besoin de prédisposition, dans le second elle est indispensable.

Examinons le premier cas. Il s'agit d'un homme, industriel, commerçant, artiste, ou surtout, d'après les statistiques, occupant une de ces fonctions appelées ironiquement, semble-t-il, libérales, sans tare héréditaire et avec des antécédents personnels intacts. A la suite d'une période de travail exagéré pendant laquelle, sans trêve ni repos, il a véritablement forcé son cerveau, tout le jour et même une partie de la nuit, l'épuisement nerveux survient, d'autant mieux qu'à cette dépense intellectuelle, cette fatigue cérébrale de tous les instants se sont joints les soucis, les préoccupations, les inquiétudes.

Dès lors, cet homme est devenu un neurasthénique. Le sommeil cesse d'être le repos réparateur d'autrefois où se retrempait l'énergie, c'est même le contraire qui se produit, au réveil c'est une lassitude, une fatigue pénible plus accentuée que pendant le reste de la journée, avec une véritable torpeur, un engourdissement de l'esprit. La station debout, la marche provoquent un état vertigineux, quelquefois des palpitations. Après les repas, les fonctions digestives, paresseuses, provoquent une sensation de plénitude, de lourdeur qui s'accompagne de bouffées de chaleur au visage. Le caractère se modifie, il devient irascible, déprimé alternativement, le travail intellectuel est de plus en plus pénible. Enfin une rachialgie et une céphalée s'installent, endolorissant les reins et enserrant les tempes.

C'est là le tableau le plus simple de la véritable neurasthénie, par surmenage mental (intellectuel et moral), la névrose de Beard, que cet auteur avait si souvent constatée chez ses contemporains, gros brasseurs d'affaires, qu'il en avait fait un mal américain.

Le traumatisme et le choc moral n'agissent pas différemment. Il s'agit encore d'un surmenage mental, suraigu pourrait-on dire, avec toutes ses conséquences, que nous envisagerons tout à l'heure.

« Observez, dit M. Bouveret, un homme qui vient d'éprouver une vive frayeur, il tremble de tous ses membres, il n'a plus de force et ses jambes semblent se dérober sous lui : il éprouve des sensations pénibles de brisement dans les genoux, de serrement à l'épigastre, de vide et de pesanteur dans la tête : le pouls est faible, fréquent, il y a souvent des tendances à la syncope, l'appétit est supprimé, il peut même arriver que pendant plusieurs nuits le patient reste sans sommeil ou que son repos soit troublé par des cauchemars qui lui rappellent la cause de sa violente émotion.

» C'est là, conclut M. Bouveret, une neurasthénie qui ne dure que quelques minutes ; si elle durait des mois, on dirait neurasthénie et qu'en ferait-on si elle durait deux, trois semaines ? »

Mais la réponse est des plus simples, et pas embarrassante le moins du monde ; on en ferait une neurasthénie légère. Est-il donc interdit d'admettre ici ce que l'on concède si facilement pour les autres affections ? que dit-on d'une bronchite qui ne dure que quelques jours, qui ne s'accompagne guère que d'une réaction atténuée ? On diagnostique : bronchite légère, voilà tout. Il y a des degrés dans tous les états morbides et on ne comprend pas pourquoi il en serait différemment en matière de neurasthénie. On comprend encore moins l'auteur de la thèse qui rapportait ce passage de M. Bouveret en le faisant suivre des réflexions suivantes : « Au fond, il n'y a que des états neurasthéniques comme il n'y a que des états cachectiques, par exemple ». C'est là un raisonnement bien inattendu. C'est ne pas vouloir réfléchir logiquement sur cette observation. Le choc nerveux qui résulte d'une émotion, d'une frayeur, déterminera à intensité égale des troubles graduellement différents suivant les individus. C'est l'exemple si souvent cité par Charcot, de l'accident de chemin de fer. Des personnes qui occupaient le compartiment endommagé, toutes vont sortir intactes de l'ac-

cident, sans dommage matériel, mais toutes ne seront pas
également quittes pour la peur. Chez l'une, l'émotion va se
dissiper quelques heures ou quelques jours après l'accident
pour ne laisser dans la mémoire que le souvenir pénible
d'une catastrophe où elle faillit laisser la vie.

Chez l'autre l'effet sera plus durable, le sommeil et l'appétit seront perdus pour quelque temps, mais chez telle ou
telle autre, les troubles nerveux les plus variés peuvent éclater : neurasthénie, chorée, paralysie agitante, paroxysme
hystérique (névroses traumatiques), et même lésions organiques du système nerveux.

Que signifie cette gamme de troubles morbides ?

Elle apporte la preuve matérielle de l'importance capitale
de ce facteur : l'hérédité névropathique, qui met en relief
les résistances différentes de tous les sujets.

C'est encore ici l'inégalité des aptitudes, des prédisposi-
tions héréditaires qui fait que tel fournira sans fatigue une
somme de travail intellectuel qui épuisera celui-là et le ren-
dra malade. C'est une question de puissance intellectuelle
et de résistance morale. Or, cette valeur du sujet variera
chez tous le monde suivant diverses conditions : hérédité,
éducation, états pathologiques. La chose est admise depuis
si longtemps qu'il n'est guère utile d'insister à ce sujet.

La sensibilité affinée des descendants de parents impres-
sionnables, l'effet déplorable d'une éducation mal dirigée
physiquement et moralement, le rôle considérable des états
morbides concomitants sont aujourd'hui des dogmes qu'il
suffit de citer. Ce sont là des éléments qu'il est indispensable d'avoir à l'esprit lorsqu'on veut discuter une observation
médicale.

Terminons maintenant ce paragraphe de notre étiologie.
Dans le premier cas, disions-nous (causes psycho-morales),

pas n'est besoin de prédisposition. La cause seule ici en jeu est le surmenage mental.

Il importe avant tout de bien définir le terme. Qui dit surmenage, dit cause pathologique. C'est la fatigue poussée à l'exagération, jusqu'à l'état morbide. Donc, en vertu de ce caractère il modifiera sûrement l'organisme le plus sain, le plus résistant, puisqu'il va entraver son fonctionnement normal. Il ne s'agit plus ici de résistance particulière à chaque sujet, il s'agit de la résistance normale, chez des sujets normaux.

Or, cette résistance a des limites, qui une fois dépassées aboutissent à l'état pathologique, et cela quel que soit le sujet.

Le premier stade morbide, qu'il s'agisse de surmenage physique ou de surmenage mental, est justement l'épuisement nerveux.

La physiologie pathologique, dans les deux cas, à ce stade est la même. C'est la cellule cérébrale qui s'épuise la première.

« Lorsque nous faisons mouvoir nos muscles, disait Peter, nous produisons de la créatine et de la créatinine, et le cerveau qui travaille fait de la leucine et de la cholestérine. Ces divers éléments de désassimilation ainsi que beaucoup d'autres sont destinés à disparaître promptement de l'économie ; mais ils ne tarderont pas à infecter le sang lorsque, sous l'influence d'un travail intellectuel ou musculaire exagéré, ils se seront produits en trop grande quantité pour pouvoir être éliminés par les émonctoires naturels. »

Cette question fut traitée dans la thèse d'agrégation de M. le professeur Carrieu : « De la fatigue et de son influence pathogénique », qui établissait ce fait que bien que réalisant le plus souvent une simple cause prédisposante, elle pouvait devenir une cause efficiente et suffisante de maladie, et

ce point encore plus important, que la fatigue ne résidait pas
seulement dans un état particulier de l'organe fatigué, mais
dans une atteinte de tout l'organisme.

Qu'il s'agisse d'un muscle ou du cerveau, l'auto-intoxica-
tion par les déchets qu'entraîne le travail exagéré se produit
invariablement, mais dans les deux cas il y a d'abord un épuisement de la cellule cérébrale qui ouvre la scène.

Dans le surmenage mental cet épuisement arrive par l'exercice immodéré de cette faculté : l'attention.

Étudiée dans son fonctionnement la vie de l'esprit apparaît comme une succession incessante d'états de conscience
se modifiant continuellement. C'est l'arrêt de ce mouvement
qui constitue l'attention. Comme l'a établi Ribot dans sa
Psychologie de l'attention, l'état de l'esprit, c'est la plura-
lité des états de conscience, le polyidéisme ; l'attention, c'est
l'arrêt de ce défilé perpétuel au profit d'un seul état, le mo-
noidéisme. On l'appelle sensorielle lorsqu'elle a pour cause
des états affectifs d'origine extérieure, et méditation ou réflexion, lorsque ce sont des images ou des idées.

Lorsque ces états apportent avec eux du plaisir ou de la
joie, elle devient l'émotion, et cette émotion devient la pas-
sion si elle est durable, « chronique », comme disait Féré.

L'attention donc, prolongée outre mesure, est un état anormal qui va produire des troubles tantôt légers, tantôt durables. Ce sera d'abord l'épuisement de la cellule nerveuse
qui aura dépensé ses réserves, ce sera ensuite son auto-in-
toxication qui va provoquer la fatigue. De même que le
muscle traduit sa fatigue par l'impuissance de se contracter, de même la fatigue cérébrale se trahira au début par
un temps plus long d'association des idées, puis par une
impuissance à peu près complète, une véritable obnubila-
tion. Mais là ne s'arrêteront pas les troubles observés, l'attention n'étant pas un phénomène exclusivement psychique,

la répercussion sur l'organisme tout entier va suivre, proportionnée à l'intensité et à la durée de la cause, suivant la loi générale énoncée par M. Féré. Chaque fois qu'un centre nerveux entre en action, il détermine d'abord une excitation de tout l'organisme, puis un épuisement proportionnel à l'excitation antérieure.

Ces phénomènes d'épuisement sont surtout marqués et peuvent même se produire sans la phase d'excitation ordinaire lorsqu'il s'agit d'émotions douloureuses dépressives, dites asthéniques, comme la peur, le chagrin. Ces manifestations physiques s'accompagnent d'une modification plus ou moins profonde dans les échanges nutritifs, qui vont à leur tour provoquer l'asthénie des grandes fonctions de la vie végétative. Sans doute il est assez malaisé de déterminer à quel moment précis ces troubles provoqueront un état morbide, néanmoins on peut dire que le surmenage est en cause lorsque ses effets physiques et psychiques se présentent avec une intensité inaccoutumée et se prolongent outre mesure.

A lui tout seul donc le surmenage mental peut suffire à déterminer un état morbide chez des sujets absolument sains.

Son étude clinique se heurte à cette double difficulté, l'impossibilité souvent de déterminer l'état d'intégrité antérieur des malades que l'on observe et la difficulté de tracer les limites du domaine respectif de chacune de ses deux formes, intellectuel et moral, qui combinent souvent leurs effets.

C'est bien du reste cette forme de surmenage, celle où les excès de travail intellectuel se combinent à de vives préoccupations, que l'on rencontre le plus fréquemment et qui est la plus efficace.

« L'homme, comme l'a écrit Bouveret, qui sans aucun souci du lendemain se livre avec ardeur à des études purement spéculatives, ne court pas de grands périls. Il n'en est pas de même de l'homme qui surmène son cerveau avec la pensée sans cesse présente d'un but à atteindre, d'une ruine à éviter, d'une affaire importante dont il faut assurer le succès, d'un examen ou d'un concours duquel dépend son avenir et celui de sa famille. Celui-là peut tomber et rester longtemps dans un véritable état d'épuisement nerveux. »

Au chapitre de l'étiologie nous avons ajouté cet élément important, prépondérant même incontestablement, l'hérédité névropathique.

On comprend aisément que ces causes psycho-morales, suffisantes déjà à elles seules pour produire un état durable d'épuisement nerveux, une véritable neurasthénie chez des sujets bien portants, vigoureux comme ces Américains qu'observait Beard, issus d'une race forte et jeune, puissent, chez des sujets héréditairement épuisés, engendrer des états plus sérieux, plus durables encore.

Une notion universellement admise aujourd'hui est l'influence de cette hérédité neuro-arthritique, de cette diathèse dite par ralentissement de la nutrition. Or, il se trouve justement que les habitudes tristes, les ennuis, les préoccupations doivent prendre place parmi les causes de cette diathèse.

La clinique a bien démontré que les passions dépressives doivent figurer dans l'étiologie de la lithiase biliaire, du diabète sucré, de l'obésité, témoin cette observation de M. Féré d'un homme qui plongé dans un violent chagrin à la suite de la perte de plusieurs membres de sa famille, vit son poids passer de 60 kilos au poids de 100 kilos, qu'il n'a pu faire diminuer ; témoin enfin le cas classique de Sydenham, qui eut un de ses plus violents accès de goutte après avoir travaillé sans relâche à son célèbre « Tractus de podagra ».

Ainsi se constitue un véritable cercle vicieux dont pâtira la descendance.

Ici toutefois il est indispensable de préciser. L'influence

prépondérante de cette hérédité neuro-arthritique étant admise, il faudra se garder de faire rentrer dans la neurasthénie tous les troubles nerveux qui pourront accompagner
les manifestations de cette diathèse. C'est ici l'écueil. Tel
migraineux, tel lithiasique pourra parfaitement faire une neurasthénie typique sous l'influence combinée d'un surmenage
mental et de son hérédité diathésique, mais il faudra hésiter
sur ce diagnostic, et au besoin les rejeter lorsque les troubles nerveux qu'il présentera n'auront pas les véritables caractères d'allure et de forme du tableau classique de Beard,
mais seront sous la dépendance immédiate d'une affection
qu'il s'agira de découvrir en vue d'une thérapeutique appropriée.

Dira-t-on qu'il s'agit ici de nuances d'une importance secondaire ? Evidemment non, puisqu'avec le diagnostic c'est
toute la question du pronostic et surtout du traitement qui
en découle.

Sans doute la symptomatologie de cette névrose est com-
pliquée, protéiforme, puisque cette asthénie atteint toutes les
grandes fonctions de la vie végétative, mais il n'en reste
pas moins vrai que l'on peut ici, comme dans l'hystérie,
rechercher des stigmates dont la présence ou l'absence tran-
chera le diagnostic, au moins dans un grand nombre de cas.
Quels sont ces véritables stigmates ?

Etant donnée l'étiologie que nous avons admise, ce sera
d'abord un état mental et cérébral qui va commencer et do-
miner la scène. C'est la cellule cérébrale qui a été la première frappée, qui a été surmenée, c'est elle qui la première
va exprimer sa fatigue, son épuisement. De même que le
muscle, qu'un exercice exagéré a d'abord lassé, puis cour-
baturé et tétanisé enfin, lui enlevant ainsi sa propriété de
se contracter, de même le cerveau va traduire son épuisement par toute une série de troubles qui vont entraver son

fonctionnement jusqu'à lui rendre tout travail difficile, même impossible. Le surmenage dans les deux cas s'exprime par des états identiques. Comme on l'a dit, la pensée épuise le cerveau comme la marche épuise les muscles.

L'attention, cette faculté maîtresse du cerveau, ne s'exercera plus qu'avec lenteur, avec difficulté, en vain le neurasthénique concentrera-t-il toute sa volonté, le sentiment de l'effort pénible qu'il sera obligé de dépenser pour essayer de la fixer engendrera peu à peu l'inquiétude et le découragement, bientôt il renoncera presque à réagir, affligé de cet engourdissement qui le poussera à fuir la société, à éviter les conversations.

Cette entrave au fonctionnement normal va déterminer une céphalée continuelle qui viendra aggraver par sa persistance le sentiment de sa déchéance intellectuelle. A cette sensation de « vide, de vague dans les idées » s'ajouteront des « lourdeurs de tête », des constrictions douloureuses des tempes, produisant cette impression d'un casque trop lourd ou d'une bande enserrant la tête.

La neurasthénie est donc bien primitivement une névrose mentale, et tous les symptômes subjectifs qui la caractérisent relèvent de cette origine psychique. Comme disait Charcot, c'est la tête qui commence. C'est le cerveau, qui le premier frappé, va commander la meiopragie des organes, secondé par la suite par les centres inférieurs, moelle et plexus solaire.

Cette conception logique et simple, si souvent confirmée dans les cas typiques de la maladie, apporte avec elle l'avantage d'une explication suffisamment claire des autres stigmates : troubles digestifs produisant l'insomnie, qui à son tour engendrera cette asthénie si caractéristique du réveil, psychique et musculaire.

Nous n'insistons évidemment pas sur chacun des symptô-

mes, dont les caractères sont surabondamment décrits partout ; il est bien évident que sur ce type schématique on
pourra décrire une infinie variété de formes et de degrés
qu'impriment à la maladie le passé pathologique ou l'histoire héréditaire du sujet. Nous pensons seulement que pour
justifier un diagnostic de neurasthénie, tels troubles nerveux
doivent présenter un tableau symptomatologique qui permet-
tra le plus souvent d'en retrouver les grandes lignes malgré
la complexité des détails secondaires. Comme nous le disions
au début, il est indispensable de schématiser. Il devrait autrement dit en être de la neurasthénie comme des autres
entités cliniques constituées. Son existence devrait être su-
bordonnée à un nombre suffisant de signes caractéristiques
réunis dans un certain ordre chez le même sujet et capables
de former un ensemble toujours semblable à lui-même. Ainsi
elle formera un tout, une véritable entité clinique ayant son
étiologie, sa symptomatologie et son évolution.

LA NEURASTHÉNIE PSYCHOPATHIQUE

Lorsque Charcot observa cette neurasthénie dont nous allons maintenant nous occuper, il chercha pour la caractériser un qualificatif qui permît de la distinguer de cette névrose franche, typique qu'il avait tant contribué à faire connaître en France. Il l'appela héréditaire.

On pourrait supposer qu'il cherchait par ce terme à opposer à la maladie de Beard une caractéristique qui les différenciât nettement, le rôle de l'influence héréditaire se manifestant dans cette névrose à l'exclusion de l'autre. Or, il avait trop bien enseigné dans les deux cas l'influence considérable de l'hérédité prédisposante à l'épuisement nerveux, sous l'influence des causes psycho-morales, pour croire que c'était là la pensée du maître. Mais dans l'une, l'hérédité se présentait à titre de cause prédisposante ; chez les neurasthéniques de Beard, cette hérédité n'était pas suffisante pour créer de toutes pièces l'état neurasthénique ; il fallait, pour les faire trébucher, un concours particulier de circonstances, parmi lesquelles le surmenage mental jouait un rôle indispensable ; dans l'autre, au contraire, cette hérédité était la cause de tout le mal, le surmenage pouvait ne pas se montrer, la neurasthénie apparaissait spontanément, les causes psycho-morales ne jouaient dans son éclosion qu'un rôle de second ordre. En naissant le sujet apportait avec lui un système nerveux tout préparé, prédisposé constitution-

nellement à cette névrose, ce qui décidait Gilles de la Tourette à préférer l'épithète de constitutionnelle à celle d'héréditaire, et c'était en raison seule de cette faiblesse nerveuse
congénitale que la neurasthénie se constituait.

Voici résumée une des premières observations que Gilles
de la Tourette donna de cette neurasthénie. Il s'agit d'un
homme de 26 ans dont l'existence n'a jamais été tourmentée par aucun souci matériel. Son enfance s'est passée sans
rien présenter de particulier. Il n'en fut pas de même plus
tard. La mère raconte que de quinze à dix-sept ans il fut
obligé d'interrompre ses études à plusieurs reprises, par
suite de troubles nerveux développés sans raison apparente.
Ses fonctions physiques étaient languissantes, il éprouvait
des céphalées constantes, était taciturne, fuyait la société de
ses camarades, avait perdu toute aptitude au travail. De ce
fait, quoique doué d'une brillante intelligence, il dut renon-
cer à se présenter au baccalauréat, puis au concours d'une
École de l'État, à laquelle il s'était primitivement destiné.

Suit ici une réflexion trop juste du savant neurologue pour
la passer sous silence. « Quand, interrogeant le passé d'un
malade qui vient réclamer vos soins, vous apprendrez qu'au
moment de l'adolescence, votre client a déjà souffert de ces
phénomènes nerveux, ne vous hâtez pas de conclure à l'existence d'un état neurasthénique, au moins sous la forme vraie
(neurasthénie simple). Celle-ci ne se montre pas à l'âge de
14 ans ; elle n'apparaît que plus tard, à l'époque où le sujet
a suffisamment conscience de lui-même, de sa propre responsabilité pour tenter l'effort qui pourra le conduire à l'é-
puisement nerveux. Il y a déjà longtemps que mon maître,
M. Brouardel, d'accord en cela avec M. Motet, a montré que
le surmenage et ses conséquences n'existent ni chez les enfants, ni chez les adolescents. S'il se développe à ce moment

des phénomènes que l'on serait porté à confondre avec l'épuisement nerveux, avec la neurasthénie vraie, tenez certain
que derrière les études trop fortes qu'on invoque en guise
d'explication, il y a tout autre chose que nous apprendrons
à connaître. »

Revenons donc à notre malade. Ses études, tant bien que
mal terminées, dispensé du service militaire comme fils de
veuve, il entra dans les bureaux du ministère, où il est encore aujourd'hui : un examen des plus faciles lui en avait
ouvert les portes. Ses souffrances physiques et morales s'é-
taient calmées, sans toutefois l'avoir complètement abandonné. A 22 ans, sans motif appréciable, vivant avec sa
mère à l'abri de toute émotion morale, de tout choc nerveux,
il fut repris de douleurs céphalalgiques, qui depuis lors,
sauf quelques rares rémissions, n'ont fait que s'accentuer. Si
on l'interroge, il décrit avec beaucoup de précision la douleur en casque des neurasthéniques, laquelle acquiert chez
lui une grande intensité, surtout après les repas. Partie de
la nuque, elle envahit parfois toute la tête.

Il lui semble avoir à l'intérieur du crâne quelque chose qui
bouillonne à faire éclater les parois osseuses. Il ressent une
chaleur intense qu'il prétend constater lui-même avec sa
main placée *in situ*. Ces douleurs se calment pendant la nuit,
elles ne sont certainement pas d'origine organique.

La céphalalgie, j'insiste sur ce fait, revêt en outre chez lui
un caractère tout particulier : elle constitue une véritable
obsession ; il en souffre constamment ; mieux encore il en
est constamment obsédé. Pendant les rares moments où elle
le quitte, il en a la crainte, la hantise ; elle l'a forcé à multiplier des congés qui ont contribué à entraver sa carrière ad-
ministrative. Il a voyagé, éprouvant d'abord quelque soula-
gement à voir du pays ; mais une fois de retour à son poste,
il est redevenu plus souffrant que jamais, d'autant qu'il est

survenu des vertiges très tenaces qui ont encore compliqué le tableau morbide. A une certaine époque, la douleur s'est déplacée ; elle est descendue, pesant sur les épaules, à la façon d'une chape de plomb ; puis, sans abandonner complètement la tête, elle a envahi le côté droit du thorax. A ce moment, notre malade s'est cru pleurétique et s'est rendu dans le Midi pour soigner ses poumons. Puis il a pensé qu'il avait une maladie de cœur, parce que, quittant le côté droit, la sensation douloureuse s'était fixée sur la partie gauche de la poitrine. Alors il eut des crises d'angoisse qui firent songer à une angine de poitrine, bien extraordinaire chez un sujet de 25 ans, dont le cœur ne présente aucune altération organique. Toutes ces sensations, il les a minutieusement analysées, classées, étiquetées, consignées par écrit, réalisant ainsi le type de « l'homme aux petits papiers » de Charcot, il en a conservé le souvenir comme si toutes dataient d'hier et il croit fermement avoir eu, au moins en germe, de nombreuses maladies dont il redoute encore aujourd'hui l'agression. Pourtant, malgré ces avatars, l'état général est resté assez satisfaisant ; il existe même un embonpoint précoce, les pupilles réagissent à la lumière, bien qu'un peu paresseuses à l'accommodation ; les réflexes rotuliens sont normaux, un peu forts ; l'appétit est conservé avec lenteur de la digestion.

Nous avons tenu à reproduire en entier cette observation un peu longue, parce qu'elle nous apparaît comme un véritable type du genre, en même temps qu'un véritable sujet d'études.

Tout d'abord on y trouve d'égales raisons pour affirmer comme pour hésiter sur ce diagnostic de neurasthénie proprement dite.

Naturellement ce malade avait consulté plusieurs médecins, et presque tous l'avaient qualifié de neurasthénique.

Sans doute bien des symptômes de cette névrose sont pré-
sents, la céphalée en casque, l'insomnie, la lenteur des fonctions digestives, une asthénie morale et physique des plus
marquées qui semblent bien caractéristiques de l'épuisement
nerveux. Mais en les observant de plus près, ces symptômes
n'ont pas la véritable forme, les véritables caractères des
stigmates de la maladie de Beard. Cette céphalée produit
bien la sensation du casque lourd enserrant les tempes, le
casque de Charcot, mais il y a quelque chose de plus, c'est
cette sensation étrange de cerveau qui bouillonne, de douleur qui descend et étreint les épaules à la façon d'une chape
de plomb. Les rares instants où elle le quitte, il en a la
crainte, la hantise, c'est une véritable obsession.

Sa fatigue, son accablement n'est pas cette amyosthénie
matutinale avec rachialgie des vrais neurasthéniques, qui se
dissipe et s'apaise relativement le reste de la journée, ses
vertiges ont un caractère particulier ; le malade racontait
qu'ils l'avaient fait tomber dans une agoraphobie qui l'avait
confiné à la chambre pendant plus de trois semaines. Mais
surtout ce qu'il y a de dominant, de capital dans toute cette
histoire, c'est l'état mental, ce sont ces inquiétudes, ces préoccupations continuelles qui ont créé un véritable état d'hypocondrie anxieuse, de nosophobie qui l'a porté à se croire atteint de toutes les maladies en rapport plus ou moins éloigné avec les sensations douloureuses qu'il éprouvait.

Voilà pour la symptomatologie. Quant à l'étiologie de ces
accidents, elle corrobore encore les hésitations sur ce diagnostic de neurasthénie. Ce sujet, dont la condition sociale
assurait cette existence facile des privilégiés sans soucis,
verse dans une neurasthénie incurable sans la moindre se-
cousse morale, ni chagrins, ni inquiétudes, ni surmenage. Ce
n'est pas là la manière de la névrose de Beard.

C'est ici que le mot de Levillain est profondément juste :

3

« Ces neurasthénies qui viennent on ne sait d'où vont on ne sait où ». En effet, l'évolution de cette névrose vient encore marquer la différence. Le surmené de Beard guérit presque forcément de son état nerveux, s'il peut se reposer de sa fatigue, car il est manifeste que son état doit disparaître avec la suppression de la cause qui l'a engendré et qu'il ne récidivera que s'il s'expose de nouveau à cette cause.

Chez notre malade il n'en est plus de même, le mal s'est développé en l'absence de toute cause réelle ; tel qu'il apparaît, il se révèle comme la réalisation presque fatale d'une destinée à laquelle ce malade était voué dès sa naissance. Il n'est pas moins intéressant d'écouter le récit de la mère de ce malade pour comprendre les raisons de cette destinée en même temps qu'elle nous fera prévoir l'évolution que la maladie de son fils révèlera très probablement.

Elle est âgée de 65 ans, et c'est sur le tard qu'elle a conçu son enfant d'un père dont la santé nerveuse paraît avoir été satisfaisante. Elle l'a formé à son image, car elle aussi, du plus loin qu'elle se souvienne, a constamment souffert d'un état nerveux qui rappelle singulièrement celui de son rejeton. Elle se reconnaît, dit-elle, dans son fils, dont elle a éprouvé toutes les souffrances. Surtout sa vie a été tourmentée par la peur des espaces, par l'agoraphobie qui a empoisonné toute son existence. Il lui est, depuis quinze ans, impossible de sortir à pied ; elle ne va qu'en voiture fermée, la trépidation du chemin de fer lui est insupportable et l'angoisse au suprême degré. Sa monomanie s'est pour ainsi dire canalisée : moins que son fils elle souffre de symptômes variés, mais ceux qu'elle éprouve ont acquis une intensité redoutable.

En résumant donc les principaux caractères de cette observation, il est impossible de ne pas être frappé des différences radicales qui séparent l'étiologie, la symptomatologie

et l'évolution de cette neurasthénie héréditaire de la véritable neurasthénie de Beard, celle que nous appelons névrose
simple.

Pourquoi, dans ces conditions, appliquer à ces malades
le diagnostic de neurasthéniques ?

Je ne demanderais pas mieux, dit Gilles de la Tourette,
que d'appeler autrement ces malades. M. Magnan les traite de
dégénérés. Mais en somme, comme l'ensemble symptomatique
dont ils souffrent, ressortit par ses manifestations à la neurasthénie, pourquoi les jeter eux aussi dans le pêle-mêle déjà si
confus des dégénérés ? Appelons-les neurasthéniques et es-
sayons de les différencier en usant d'un qualificatif qui a la
prétention d'établir une distinction. La maladie de Hutington
s'appelle la chorée chronique : elle ressemble à la chorée
de Sydenham, dont elle a pris le nom. Qui songerait à iden-
tifier ces deux affections dont l'une ne dépasse pas la pu-
berté et guérit, alors que l'autre débute dans l'âge mûr et se
termine par un état démentiel, bien que leurs manifestations
extérieures offrent de tels points de contact qu'on s'est cru
obligé de leur attribuer la même dénomination.

L'explication est plausible et le rapprochement très juste.
Une restriction toutefois sur le qualificatif. Gilles de la Tourette préfère celui de constitutionnel à celui d'héréditaire employé par Charcot. Ils désignent bien tous deux le caractère
de cette névrose, l'influence capitale de la tare héréditaire.
Mais ce caractère est-il bien la véritable dominante de cette
névrose ? Sans doute il est bien établi que la névrose de
Beard, contrairement à cette neurasthénie héréditaire, comme nous l'avons vu dans notre chapitre précédent, peut très
bien se développer sans le concours de l'hérédité, par la seule
influence des causes psycho-morales accidentelles. Mais ces
cas représentent la minorité ; le plus souvent, disions-nous,
ces causes agissent de concert avec l'hérédité neuro-arthriti-

que, de sorte que l'on peut dire que généralement la neurasthénie de Beard est une maladie due au surmenage mental et à l'hérédité nerveuse.

Il ressort de ce fait que cet élément : la tare héréditaire, ne semble pas représenter la véritable dominante distinctive de cette névrose, et que si l'on veut de toute façon indiquer la différenciation des deux états, ce n'est pas dans ce caractère qu'il la faut chercher.

Qu'est-ce qui frappe le plus dans cette névrose ? Est-ce le fait d'apparaître spontanément, naturellement pourrait-on dire, chez un héréditaire, sans le secours de ces causes accidentelles indispensables pour faire apparaître la vraie neurasthénie ? Sans doute, c'est bien là un de ses caractères les plus importants, mais est-ce un caractère constant, régulier ?

Pas toujours, il y a dans la littérature médicale des observations où, malgré toutes les recherches, cet élément n'a pu être retrouvé.

Quand on se trouve en présence de ces névroses consécutives à des traumatismes, à de terribles chocs moraux et que les parents sont pondérés et bien portants, il est difficile de repor... er l'invasion de celles-ci sur des centres nerveux antérieurement valides.

Par contre, l'élément qui ne fait jamais défaut, que l'on retrouve constamment, régulièrement dans ces névroses, c'est l'état mental, l'état psychopathique qui les rapproche beaucoup plus des vésanies que des états neurasthéniques simples et qui les rapproche même si bien que dans certains cas il est impossible d'en préciser les limites. Ainsi il sera généralement facile de différencier la neurasthénie de Beard de la neurasthénie héréditaire de Charcot, mais il pourra être impossible de différencier cette dernière d'un état dépressif prélipomaniaque. Où finit la neurasthénie constitutionnelle, où commence la mélancolie par exemple ? C'est encore une question à l'étude, et à consulter les auteurs, Esquirol, Morel, Calmeil, Ball, Krafft-Ebing, il n'y aurait entre les deux états qu'une différence d'aggravation.

Voici, pour montrer cette analogie, le résumé d'une observation que cite Boissier. Il s'agit d'une jeune femme dont l'enfance délicate a été traversée par plusieurs fièvres graves et qui depuis a payé lourdement son tribut à la névrose. Elle a toujours souffert de la tête, ne pouvant travailler que pendant les périodes de rémission où la fatigue de sa mémoire et de sa volonté cédaient pour un temps et lui permettaient d'étudier.

Craintive, n'osant quitter sa mère d'un pas, émotive à l'excès, toujours prête à pleurer, elle passait ses nuits dans la terreur en attendant un sommeil qui ne venait que fort tard. La mort de deux jeunes sœurs, mortes à quelques jours d'intervalle, la jeta dans un état lypémaniaque qui s'améliora en quelques mois dans une maison de santé particulière, mais qui laissa un état neurasthénique encore plus marqué. Quelque temps se passèrent sans incidents quand des revers de fortune vinrent brusquement changer la situation, jusqu'alors bonne de ses parents. Nouvel accès de lypémanie, tentatives de suicides et nouvel internement, cette fois à Villejuif, vu l'état précaire des finances de sa famille.

C'est une femme d'un tempérament lymphatique qui porte sur son visage une curieuse expression de langueur insurmontable. Elle se sent extrêmement faible, quoique ses forces ne soient pas en réalité très diminuées, et s'assied accablée après quelques pas. Elle ressent dans la tête une lourdeur écrasante. Son attitude est celle d'un désespoir muet, impuissant même à s'exprimer. « Elle ne peut plus rien trouver à dire, elle n'a plus de larmes ». L'insomnie est presque absolue, l'angoisse, incessante, s'exagère la nuit.

Avec cela, elle éprouve de la claustrophobie et de la mono-
phobie ; mais sa terreur de la solitude ne l'empêche pas de
s'isoler au milieu des autres et de ne jamais parler à qui que
ce soit. Sa voix est traînante, éteinte et même sanglotante.
« Elle se croit abandonnée ; elle ressent un horrible dégoût
pour elle-même et pour la vie, mais elle n'a pas la force de
se tuer ».

Au bout de quelque temps la céphalée devient moins douloureuse, mais elle éprouve une sensation de vacuité dans la
tête et dans le corps. Elle est très aboulique et dysmnésique,
l'évocation même des faits anciens mais surtout des faits
plus récents est difficile et douloureuse.

En juillet, à la suite d'un traitement assidu, les concep-
tions erronées se dissipent peu à peu et les facultés se ré-
veillent.

Après quelques oscillations, elle tend à revenir à son état
antérieur ; par moments, la céphalée en plaque occipitale
et la rachialgie prennent une grande intensité. Le mieux
progresse, et bientôt elle déclare se rappeler toutes ses idées
délirantes, elle se rend compte de toutes les sensations qui
les ont provoquées et entretenues. Elle reste découragée mais
sans désespoir. La plupart des signes physiques persistent.

Or, raconte l'observation, les grands-parents sont bien
équilibrés de part et d'autre. N'est-ce pas là pourtant un cas
qui présente, dans son début, une ressemblance indiscutable
avec cette névrose héréditaire de Charcot ? Se basera-t-on,
pour les différencier, sur l'élément héréditaire, présent seulement dans la première observation que nous citons, mais
n'est-il pas évident que dans la circonstance l'étiologie est
un élément moins important que le tableau mental que présentent les deux états et surtout que l'évolution qui les caractérise ?

M. Marcel Briand n'a-t-il pas déclaré que les troubles so-
matiques et psychiques étaient de la même essence ?

Ce qui montre que l'allure psychopathique de cette névrose est bien sa caractéristique dominante, c'est son ache-
minement graduel chez certains sujets vers la véritable vé-
sanie. Dans un travail de Seglas (*Nouvelle Iconographie de
la Salpêtrière*), que cite le docteur Raynaud pour établir les
relations de l'hystérie et de la démence précoce, nous avons
relevé une observation qui semblerait aussi bien appropriée
à notre sujet. Il apparaît bien dans ce travail que fonctions
toutes deux d'une intoxication légère dans la première, grave
dans la seconde, les troubles démentiels tirent leur origine
d'une source souvent commune, et le reproche qu'adresse
l'auteur aux auteurs allemands de laisser systématiquement
de côté l'hystérie dans la production de la démence précoce
paraît également fondé, mais, comme nous le disions, l'observation en question peut aussi bien plaider dans le sens
de notre sujet, et même, à bien considérer les choses, on ne
peut s'empêcher de penser que les troubles notés au début
de cette démence précoce et considérés comme hystériques
peuvent tout aussi bien justifier un diagnostic de neurasthénie psychopathique.

Il s'agit, dans cette observation, d'un jeune homme, d'un
passé pathologique assez lourd et d'une hérédité nerveuse
chargée, qui, à la suite d'une coupure du dos de la main,
attira l'attention sur les préoccupations exagérées de sa bles-
sure et qui un peu plus tard présenta un tableau nettement
neurasthénique. « Il se dit fatigué, mal à l'aise, se plaint de
maux de tête, d'estomac et de reins ». N'est-ce pas là une
véritable trilogie neurasthénique. La suite est intéressante
par l'évolution de cette névrose. Après une accalmie, une
amélioration qu'un traitement tonique avait amenée, s'ins-
talla une aboulie invincible, non seulement l'étude devint im-

possible, mais des actes comme sortir, s'habiller, et, constatation qui plaide considérablement en faveur de la neurasthénie, ce jeune homme déplore cette inertie, cette défaite de sa volonté, il en est accablé.

« Que je suis donc malheureux d'être ainsi ! Certainement je finirai par mourir de faim, mais tout me fatigue, je n'ai le courage de rien faire, je ne sais plus comment je vis. »

Puis cette aboulie s'aggrave au point de le réduire à l'immobilité pendant cinq ans ; aujourd'hui encore ce jeune homme n'est bon à rien, il n'a pas même le courage de se tenir propre.

L'impossibilité, donc, d'établir une démarcation suffisamment nette entre cette neurasthénie héréditaire et la phase prémonitoire de ces véritables vésanies, la même formule mentale qui relie ces états psychopathiques, caractérisés dans l'ensemble par l'affaiblissement progressif du tonus personnel, justifie bien l'épithète de psychopathique qu'il convient de lui appliquer, puisqu'elle se rapproche en somme plutôt des psychoses que de la névrose de Beard.

ETATS NEURASTHÉNIQUES

Nous venons d'indiquer la difficulté qui peut se présenter d'avoir à différencier une neurasthénie psychopathique d'avec certaines affections vésaniques (mélancolie, hypocondrie, démence précoce), mais quelque intérêt qu'il puisse y avoir à fixer un diagnostic nosographique, la question n'offre pas dans ces cas qui imposent un pronostic également réservé, l'importance qui s'attache à la différenciation de la neurasthénie simple, affection généralement curable avec ces états neurasthéniques dont nous allons nous occuper.

Par états neurasthéniques, nous grouperons tous ces états, rappelant dans leur ensemble le tableau de Beard, disant tous, eux aussi, l'atteinte du système nerveux symptomatique, mais qu'une étiologie bien établie et une observation attentive des symptômes ne permet pas de classer dans la neurasthénie proprement dite.

En regard de cette étiologie relativement restreinte (causes psycho-morales) qui caractérise la névrose de Beard, nous trouverons, pour produire ces états neurasthéniques, l'abondance, la variété et la complexité des facteurs étiologiques (affections organiques, aiguës ou chroniques, infections, intoxications, traumatismes) qui marcheront de pair avec eux et qui imprimeront à ces états, en dehors du tableau neurasthénique, la marque primitive de l'affection organique.

Comme l'a établi Levillain, il importe d'exclure du cadre neurasthénique proprement dit :

1° Tous ces états, qui sont sous la dépendance immédiate d'une autre affection, évoluant parallèlement à elle, s'aggravant avec elle, ne pouvant guérir qu'avec elle ;

2° Tous ces états, dits neurasthéniques, qui sont le plus souvent incomplets, mais compliqués d'autres troubles neuro-psychopathiques, ne faisant pas partie du tableau déjà très varié de la maladie de Beard, ni de ses complications habituelles ;

3° Encore plus tous les états neuro-psychopathiques indéterminés, sans ou avec à peine quelques symptômes neurasthéniques ;

4° Et naturellement enfin toutes les erreurs de diagnostic basées sur la nécessité à laquelle on se croit astreint de formuler un diagnostic nosographique, pour des symptômes ou des syndromes nerveux qu'il est actuellement encore impossible de classifier ; la neurasthénie se prête trop facilement à cette combinaison, c'est un diagnostic qui n'est pas compromettant, mais qu'on a le tort de considérer comme trop élastique.

Nous avons divisé l'étude de ces états en trois paragraphes suivant qu'ils étaient prémonitoires d'une affection organique, ou concomitants, ou consécutifs.

C'est surtout au sujet du diagnostic différentiel de la paralysie générale que la question a été étudiée. L'évolution du type clinique de cette maladie est un des points importants de son historique. Le premier auteur qui en donna la meilleure description d'ensemble et qui lui a laissé son nom, Bayle, ne parle pas du tout de ces prodromes neurasthéniques que peut revêtir le début de cette maladie. On ne saurait évidemment taxer d'oubli le silence de cet auteur, d'autant plus que Calmeil, qui en 1825 avait simplement noté l'existence de cette forme, reconnait en 1852 la fréquence

presque aussi grande des deux types : ambitieux et mélan-
coliques. Le point fut établi par la suite par Parchappe, Esquirol, Pinel et tous les aliénistes qui s'occupèrent de la maladie.

Pour faire saisir ces difficultés qu'offre un tel diagnostic,
Gilles de la Tourette cite l'observation suivante :

« Il y a trois ans environ, j'étais consulté par un homme
de 63 ans, encore robuste, qui venait se plaindre d'une grande
inaptitude au travail, s'accompagnant d'une douleur de tête
rappelant la céphalée en casque de la neurasthénie. Ancien
employé de commerce, notre malade s'était, par son intelligence, créé une situation des plus considérables ; travailleur
acharné, il avait réussi à fonder un grand établissement industriel. Ses affaires étaient prospères, et il envisageait le
jour prochain où, « débarrassé des banquiers », comme il
disait dans son langage commercial, sa maison lui appar-
tiendrait libre de toutes charges.

» Désireux d'arriver le plus rapidement possible à ce but,
il s'était surmené au moral et au physique et il attribuait
lui-même à ce surmenage l'état nerveux, fait surtout de dépression, dont il souffrait. Sa fille, qui l'accompagnait, personne fort intelligente elle aussi, corroborait ses dires : le
surmenage semblait bien la cause réelle de la maladie. La
mémoire était parfaite, l'examen le plus minutieux ne révélait
l'existence d'aucun stigmate objectif.

» Dans ces conditions, je posai le diagnostic de neurasthénie vraie et je prescrivis une cure de repos et d'eau froide
dans un établissement hydrothérapique éloigné de Paris,
afin que le malade ne fût plus tenté de s'occuper de ses affaires, que son état nerveux l'avait forcé momentanément à
abandonner. La prescription fut acceptée, et deux mois plus
tard, après un voyage en Suisse, qui avait suivi la cure
hydrothérapique, le sujet revenait à Paris. Je le revis alors :

la céphalée avait disparu, la gaieté était revenue, il se sentait tout autre, disait-il, et très désireux de se remettre à la besogne. Je l'autorisai à reprendre ses occupations, tout en l'engageant à ménager ses forces.

» Je pensais que le rétablissement était complet, aussi ne fus-je pas médiocrement surpris lorsque, quelques semaines plus tard, c'est-à-dire environ cinq à six mois après le début de ses accidents nerveux que je croyais enrayés, je vis de nouveau sa fille entrer dans mon cabinet et me dire que la santé de son père lui inspirait les plus vives inquiétudes.

» La gaieté que j'avais constatée et que j'estimais alors d'excellent augure s'était singulièrement exaltée, je dirai mieux, transformée. Pour fêter sa guérison, notre malade n'avait trouvé rien de mieux, quelques semaines après son retour, que de donner une grande fête à son personnel, accordant à tort et à travers des gratifications exagérées. Lui si modéré jusqu'alors dans ses dépenses et dans les améliorations qu'il apportait à son établissement industriel, avait jugé bon de changer deux fois en quinze jours le système d'éclairage de ses magasins. De ce fait il avait dépensé plus de vingt mille francs, qu'il se trouvait dans l'impossibilité de payer, devant faire face à d'autres échéances, celles-là nécessaires. Il ne parlait d'ailleurs rien moins que de tout transformer ; sa maison était appelée à devenir la première du monde : en un mot il était atteint du délire mégalomaniaque le mieux caractérisé.

» Je demandai à revoir le malade, qui, enchanté plus que jamais des soins que je lui avais donnés, ne fit aucune difficulté pour se rendre près de moi, et hélas ! aussi pour m'exposer sans que je l'y sollicitasse, les plans extravagants qu'il avait conçus et dont il poursuivait la réalisation. Le délire était des plus nets : un examen sommaire me convainquit bien vite qu'à ces troubles mentaux s'ajoutaient des signes physiques qui ne laissaient aucun doute sur la nature de l'affection que j'étais appelé à voir évoluer dans un sens plus convaincant encore.

» Les pupilles étaient devenues inégales, leur pouvoir accommodatif persistait, mais le réflexe lumineux avait disparu ; le réflexe patellaire droit était exagéré, le gauche presque aboli. Enfin, à l'occasion de l'émission de certains mots un peu longs et difficiles à prononcer, on pouvait surprendre des contractions fibrillaires de la langue et des lèvres qui en disaient long sur la nature des phénomènes observés : le diagnostic de paralysie générale devenait évident. Un an plus tard le sujet succombait à la démence paralytique. »

Aujourd'hui on est un peu plus à l'abri de ces graves erreurs, les études du liquide céphalo-rachidien facilitent un tel diagnostic, mais on comprendra combien, en l'absence de cette ressource du laboratoire, la différenciation est délicate et malaisée.

A côté de l'encéphalite diffuse, il faut citer le Bright, qui dans sa période des petits signes, présente à un tel point le tableau neurasthénique que l'erreur est des plus facilement commises si l'on ne procède point à une analyse minutieuse des symptômes. Levillain cite ainsi trois cas de brightisme observés par le docteur Rigal et qui avaient été traités pour de simples états neurasthéniques. Dans les trois cas les malades se plaignaient de céphalée avec plaque occipitale, d'insomnie, de vertiges, de troubles dyspeptiques légers et de dépression mentale très manifestes. C'en était évidemment assez pour faire le diagnostic de neurasthénie, et il fut fait d'ailleurs avec indication de cure hydrothérapique.

Or, dans les deux premiers cas, sous l'influence du traitement ou de l'évolution spontanée du mal, ne tardèrent pas à apparaître des accidents (crises convulsives et troubles cardiaques) qui appelèrent l'attention du côté des urines ; et celles-ci présentaient nettement les caractères du mal de Bright : ces deux premiers malades ne tardèrent pas d'ailleurs à succomber à d'autres accidents urémiques.

Dans le troisième cas, c'était cliniquement la répétition de la même histoire : céphalée à prédominance occipitale, vertiges, amyosthénie, insomnie, etc., mais on était prévenu, et l'analyse des urines fut aussitôt faite ; on trouva encore de l'albuminurie ; le malade fut soumis au régime et l'état neurasthénique ne tarda pas à disparaître.

Ces trois observations, si intéressantes au point de vue pratique, montrent l'importance de la distinction à faire des états neurasthéniques de la vraie neurasthénie.

Ces états neurasthéniques peuvent enfin apparaître ainsi à titre de période prémonitoire de maladies qui apparaîtront plus tard, dans la tuberculose pulmonaire, dans certains néoplasmes en particulier du foie ou de l'estomac, le ramollissement progressif.

Plus complexe est la question lorsqu'ils viennent compliquer une autre névrose et lorsqu'il s'agit de délimiter la part qui revient exactement à cette affection qui les engendrent.

Clausse cite l'observation suivante d'un malade au sujet duquel le professeur Déjerine avait diagnostiqué d'abord neurasthénie puis neurasthénie symptomatique d'une maladie de Basedow. Il s'agit d'un sujet d'une hérédité nerveuse peu chargée, très sujet aux palpitations, quelquefois avec angoisse que faisait naître son émotivité exagérée. Il fut réformé une première fois à 21 ans pour affection organique du cœur, puis une seconde fois à 30 ans.

Dans différents hôpitaux, on le soigne sans résultat pour cette cardiopathie.

A l'examen, il se montre d'une faiblesse extrême qui l'empêche de se tenir longtemps debout sans craindre de voir ses jambes subitement fléchir sous lui. Il éprouve de vives douleurs dans les membres inférieurs, douleurs qui, dit-il, se portent au cœur. Cette cardialgie est surtout nocturne et entraîne l'insomnie. Le pouls pourtant est calme et plein et le cœur ne présente ni souffle ni bruit anormal.

Cinq ans plus tard ce malade est revu. Son état s'est aggravé. L'affaissement est extrême. Il passe ses journées dans un fauteuil, dans une tristesse continuelle, avec des palpitations à la moindre émotion avec tachycardie. Il y a des sueurs profuses avec sensations de chaleur. L'appétit a considérablement diminué, et sans provoquer de douleurs d'estomac l'ingestion occasionne des vertiges.

Un peu de saillie des globes oculaires, mais pas d'hypertrophie du corps thyroïde.

Sans doute ici l'évolution de ces prodromes neurasthéniques (palpitations, émotivité, asthénie, insomnie) a montré leur origine véritable, mais si l'on songe que l'état neurasthénique et la maladie de Basedow sont deux névroses ayant très souvent de nombreux points de ressemblance, il est aisé de comprendre la difficulté qui peut surgir à un moment, de délimiter sur un même sujet le domaine respectif de chacune d'elles.

Mais la question la plus complexe, celle qui présente certainement le plus d'importance et qui a été une des plus étudiées de la pathologie, c'est la relation de la neurasthénie et de la dyspepsie.

Sur la réciprocité d'action tout le monde est d'accord, l'estomac influe sur le cerveau comme le cerveau retentit sur l'estomac, ce double fait n'est contesté par personne ; où le désaccord commence (finira-t-il un jour ?), c'est au chapitre de la pathogénie, la recherche du *primum movens*. Depuis la gastrite de Broussais, la dyspepsie de Beaux, la dilatation de Bouchard, l'intoxication gastrique de Bouveret, l'entérop-

lose de Glénard, la question est passée par toutes les pha-
ses, a été envisagée sous tous les aspects.

De toutes ces discussions un mot est resté pour affirmer,
semble-t-il, le triomphe d'une théorie, c'est celui de Charcot.
« C'est la tête qui commence, avait-il coutume de répéter,
et l'estomac n'est affecté qu'à titre de comparse ». Dans la
très grande majorité des cas le mot est exact, comme celui
de Glatz : « On envisage comme gastrite ou catarrhe ce
qui en réalité n'est que névrose ou neurasthénie ». Ici la
clinique impose une distinction.

Un dyspeptique peut évidemment, comme n'importe qui,
réaliser à un moment le syndrome de Beard, ce serait sur son
état nerveux produit par sa dyspepsie comme une crise sous
l'influence de causes psycho-morales, mais cette constatation
admise n'autorise pas à appeler neurasthénie les troubles
nerveux qui seront sous la dépendance de sa dyspepsie.

Témoin cette observation de Levillain :

Mme R. C... m'a été adressée comme une neurasthénique
d'origine gastrique. Voici son histoire :

Antécédents héréditaires. — Goutte chez les grands-parents
paternels, rhumatisme chez le père, une sœur anémique et
une nerveuse.

Antécédents personnels nuls, n'a jamais été malade ; ma-
riée à 18 ans, première grossesse suivie d'accidents utérins
ayant nécessité curettage ; deux ans après fausse couche de
trois mois suivie de troubles dyspeptiques qui ont persisté
depuis et dominent encore aujourd'hui toute la scène clinique.

Ces troubles gastro-intestinaux consistent en inappétence
(la malade évite d'ailleurs de manger pour éviter ces troubles, souvent très pénibles), gonflement, lourdeur, gêne respiratoire après chaque repas et souvent crampes très douloureuses, s'irradiant dans le dos, constipation fréquente

avec alternative de diarrhée, enfin nausées et amaigrissement.

Ces troubles durent depuis quatre ans, et dans les six derniers mois la malade a maigri de plus de 10 kilogrammes.

Alors peu à peu sont apparus les troubles suivants : affaiblissement général, tant physique que musculaire ; manque de goût pour ses occupations favorites, se fatigue très vite à marcher et étudier, insomnies fréquentes ; découragement, tristesse et accès de larmes ; irritabilité du caractère, enfin vertiges avec des vomissements bilieux abondants. En outre, l'analyse d'urine a démontré la présence de l'albumine et de tubes hyalins et épithéliaux.

Or, il est impossible de faire rentrer une telle histoire clinique dans le cadre des simples neurasthénies. La longue antécédence et la prédominance des troubles digestifs, l'évolution et le groupement symptomatique incomplet des troubles nerveux, leur association avec d'autres troubles inusités dans le tableau de Beard obligeaient à faire de ce cas un syndrome neurasthéniforme compliquant une affection primitive du tube digestif et peut-être une lésion rénale.

Il en est de même pour les affections cardiaques, pour les troubles utéro-ovariens ; il ne faut pas oublier que si chez des sujets prédisposés un cœur ou un utérus « organiques » peuvent faire de la neurasthénie en raison de l'énorme préoccupation morale que ces affections déterminent chez eux, la neurasthénie, tout aussi bien et plus fréquemment, est capable de faire un utérus ou un cœur névrosiques.

Les relations de la diathèse arthritique avec la neurasthénie ont été bien étudiées dans le travail du docteur Vigoureux, qui a établi que sous l'influence de cette diathèse peuvent se développer au titre de syndromes épisodiques des syndromes névropathiques ayant l'aspect neurasthéniforme, comme le démontre l'observation suivante de Levillain, et

même de vrais syndromes neurasthéniques, mais dans ce
dernier cas les causes habituelles de la vraie neurasthénie
intervenant toujours, tandis que les états neurasthéniques arthritiques peuvent se développer spontanément sous la seule
influence de la diathèse alternant avec d'autres manifestations arthritiques.

M. Ma..., 34 ans, est atteint de troubles névropathiques
gastro-intestinaux et nutritifs généraux qui semblent être
sous la dépendance de la glycosurie intermittente dont il est
affecté.

Les antécédents héréditaires sont névropathiques, père
médecin mort jeune, mère nerveuse morte brightique, oncle
psychopathe, tante hystérique.

Les antécédents personnels sont nuls jusqu'à 21 ans ;
santé robuste jusque-là ; puis surviennent ennuis considérables de famille, grosses préoccupations d'affaires, et il
semble qu'à ce moment se soit produite une légère neurasthénie avec céphalée constante, troubles vaso-moteurs et dyspeptiques, etc.

A 28 ans, mariage ; la nervosité irritable s'accroît ; en outre, poussées de sciatique gauche avec contractions vermi-
culaires et crampes dans le mollet gauche ; de temps en
temps rachialgie et occipitalgie ; malgré cela la nutrition
générale reste bonne ; en décembre 1893, M. Ma... pesait
encore 80 kilogrammes.

Le début des troubles actuels s'est fait nettement en janvier 1904 d'une manière presque aiguë et sous forme de
céphalalgie, vertiges et nausées, avec embarras gastrique et
langue saburrale ; on fit alors le diagnostic d'influenza. Après
trois semaines d'état aigu, la santé ne se rétablit pas complètement, les maux de tête persistent avec prédominance de
localisation à la nuque. En mars 1894, poussée de lumbago
très douloureuse durant quinze jours.

En juin 1894, reprise des accidents du début ; l'état vertigineux est très accusé ; il s'y ajoute des troubles de la vue,
diplopie, amblyopie, etc. ; c'est alors qu'on fait la première
analyse d'urine et qu'on découvre 39 grammes de sucre
par litre sans polyurie, ni azoturie franche.

M. Ma... consulte alors le professeur L...., qui prescrit
Vals, digitaline, bromure de potassium, dioscoride et régime
végétarien. Le sucre baisse rapidement et oscille pendant trois
mois entre 6 et 8 grammes ; en même temps les troubles
nerveux diminuent, mais il y a tendance marquée à l'azoturie, l'urée oscillant entre 46 et 57 grammes pendant cette
période. Le régime est changé : deux litres de lait par jour,
Vichy et quelques viandes fortes. Le sucre remonte rapidement ; le 10 décembre l'analyse dénote 40 grammes par 24
heures.

Le lait est alors supprimé ; le sucre descend à 5 grammes
le 14 décembre et disparaît complètement le 18 ; en même
temps que la poussée glycosurique, les troubles nerveux
étaient réapparus sous forme de douleur et sensation congestive à la nuque, palpitations, dyspnée, rachialgie, etc...

M. Ma..., lors de son arrivée à Nice, dans les premiers
jours de janvier 1895, ne présence aucune trace de sucre
et est soumis au régime carné et intensif sans pain ni fari-
neux, avec Vichy, glycérophosphate et arsenic.

Du côté de la tête, sensation permanente d'ivresse légère
et d'hébétude avec état vertigineux proportionnel, mais sans
titubation ni le moindre signe de Romberg.

Douleurs à l'occiput alternant avec des sensations de poussée congestive dans la même région.

Asthénie psychique et morale avec diminution de la mémoire, diminution de goût pour le travail, apathie pour les
occupations favorites, préoccupation vive de son mal, idées

tristes, découragement, en somme état mélancolique avec irritabilité exagérée et tendance aux larmes. Les troubles de la vue sont très accusés et le malade se plaint fréquemment d'altérations diverses de ses facultés visuelles : polyopie, amblyopie, diplopie, etc.

Du côté de l'appareil cardio-pulmonaire, aucun signe de lésion organique, mais par poussées, palpitations et gêne de la respiration et même dyspnée faisant croire au malade qu'il a de l'angine de poitrine ; toutefois l'exercice musculaire n'exagère pas ses troubles, et il n'y a ni cardialgie, ni brachialgie gauches.

Du côté de l'appareil digestif : langue saburrale, pas de polyphagie proprement dite, pas de troubles dyspeptiques après le repas, alternatives de constipation et de diarrhée, renvois de gaz fétides.

Diminution notable de la puissance sexuelle.

Du côté du système musculaire : fatigue générale, amyosthénie, très accusée le matin, malgré qu'il n'existe aucun trouble du sommeil, M. Ma... dormant en moyenne 8 heures sans rêves habituels ; sensation de courbature générale et rachialgie très accusée.

Du côté de la nutrition générale : amaigrissement notable ; M. Ma..., pesant 83 kilogrammes fin décembre 1893, ne pesait que 67 kilogr. 500 fin décembre 1894 ; il aurait donc perdu plus de 12 kilogrammes en un an.

Aucun trouble objectif de la sensibilité, les réflexes sont bien conservés.

Troubles vasomoteurs déterminant parfois des poussées de coloration verdâtre de la peau, surtout aux extrémités.

Puis, en raison d'absence persistante de toute trace de sucre, j'ai autorisé à reprendre l'alimentation ordinaire ; pendant plusieurs semaines la glycosurie ne reparut pas et

les divers malaises éprouvés semblaient s'être améliorés !
persistait seule la continuation de l'amaigrissement.

Au début du mois de mars une nouvelle analyse d'urine
dénota la réapparition en assez grande quantité (34 gr. par
litre) dans les urines, bien que le malade continuât son traitement hydrothérapique, auquel s'était ajouté depuis une
quinzaine le traitement électrostatique.

M. Ma... dut reprendre alors la diététique alimentaire des
glycosuriques, et depuis lors les phénomènes nerveux se sont
notablement améliorés.

Les troubles de la vue ont presque complètement disparu,
la gêne respiratoire et les poussées dyspnéiques n'existent
plus, les douleurs de la nuque sont plus rares, l'état d'é-
briété et de vertige a également disparu ; l'amyosthénie est
moins accusée, les fonctions digestives semblent meilleures
et le poids a remonté d'environ 1 kilogramme et demi.

Cette observation est bien celle d'un syndrome névropathique neurasthéniforme (vertiges, asthénie psychique, état
mental, plaque occipitale, rachialgie, amyosthénie, etc.), mais
non vraiment neurasthénique (pas d'insomnie ni de céphalée, ni les troubles digestifs habituels, etc., et surtout com-
plication de symptômes absolument étrangers au type de
Beard) : d'ailleurs paraissant déterminés et constamment in-
fluencés par le diabète dont souffre M. Ma..., les troubles
marchent de pair avec la glycosurie et diminuent sous l'influence des régimes qui diminuent le trouble urinaire. Il
s'agit donc de l'état neurasthéniforme secondaire et non de
neurasthénie ; son pronostic est attaché à celui de la glycosurie causale, qui peut être elle-même nerveuse, en raison
des événements qui ont présidé à son évolution et de l'hérédité névropathique du malade.

On démontrerait de même que les affections aiguës (grippe,

paludisme) ou chroniques (tuberculose, syphilis, artério-sclé-
rose) font des états neurasthéniques qu'il convient d'appeler
pseudo-neurasthénies pour bien les différencier de la névrose
de Beard, dont ils diffèrent tant au point de vue de l'étiologie que du pronostic et du traitement.

CONCLUSIONS

1° En lui conservant la signification nosographique que lui ont donnée Beard et Charcot, la neurasthénie représente une entité clinique suffisamment déterminée pour lui assigner une étiologie, une symptomatologie et une évolution personnelles.

Dans la très grande majorité des cas elle est consécutive à un surmenage mental agissant le plus souvent sous ses deux formes combinées, intellectuel et moral, et sur une hérédité neuro-arthritique.

Pour être variée, la symptomatologie présente des stigmates qui peuvent être considérés comme la signature de cette névrose et dont l'absence, en présence de troubles nerveux qu'on serait tenté de classer dans la neurasthénie proprement dite, doit faire hésiter sur ce diagnostic.

Suivant la cause qui l'a engendrée et suivant sa persistance, son évolution est variable, mais l'affection est généralement bénigne et curable.

2° Il faut faire une place à part à la neurasthénie psychopathique qui, tout en présentant à un moment de son évolution tous ou presque tous les grands caractères de la neurasthénie, en diffère par son pronostic plus sérieux, sa résistance au traitement, mais surtout par la prédominance des troubles mentaux qui la caractérisent.

3° Il faut exclure du cadre de la neurasthénie proprement dite tous ces états neurasthéniques, prémonitoires ou symptomatiques d'une affection organique, qui sont sous la dépendance immédiate de cette affection évoluant parallèlement à elle et ne pouvant guérir qu'avec elle.

BIBLIOGRAPHIE

AXENFELD et HUCHARD. — Traité des névroses.

ARDIN-DELTEIL. — La toxicité du liquide céphalo-rachidien des para-
lytiques généraux.

BEAU. — Nervosisme.

BEARD. — American nervous exhaustion.

BOUCHUT. — Du nervosisme aigu et chronique.

BOUVERET. — La neurasthénie.

BERNHEIM. — Iconographie médicale.

BOUCHARD. — Traité de pathologie générale.

BRISSAUD. — Article « neurasthénie » in Traité de médecine de Gilbert
et Brouardel.

BALLET. — Hygiène du neurasthénique.

BLOCQ. — La neurasthénie et les neurasthénies.

CHARCOT. — Leçons de la Salpétrière.

CHIFFRE. — L'émotion toxhémie.

DEJERINE. — L'hérédité dans les centres nerveux.

DE FLEURY. — Traité de neurologie.

ESQUIROL. — Maladies mentales.

GRASSET et RAUZIER. — Traité des maladies du système nerveux.

GAYOT. — Accidents nerveux et traumatismes.

GLÉNARD. — Dyspepsie nerveuse.

GLATZ. — Dyspepsie nerveuse.

GILLES DE LA TOURETTE. — Les états neurasthéniques.

JANET. — Névroses et idées fixes.

KRISHABER. — Névropathie cérébro-cardiaque.

KRAFFT-EBING. — Maladies mentales.

LEVILLAIN. — Essais de neurologie clinique.

LAFOSSE. — La céphalée neurasthénique.
LEVEN. — De la maladie cérébro-gastrique.
MAIRET et VIRES. — Prédisposition et hérédité.
MAX NORDAU. — Epilepsie et émotion.
POMME. — Les affections vaporeuses.
RAYMOND. — Cliniques.
SOUPAULT. — Dyspepsie nerveuse.
VIGOUROUX. — Neurasthénie et arthritisme.
VIRES. — Maladies nerveuses.

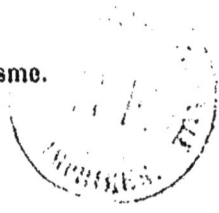

SERMENT

En présence des Maîtres de cette École, de mes chers condisciples, et devant l'effigie d'Hippocrate, je promets et je jure, au nom de l'Être suprême, d'être fidèle aux lois de l'honneur et de la probité dans l'exercice de la Médecine. Je donnerai mes soins gratuits à l'indigent, et n'exigerai jamais un salaire au-dessus de mon travail. Admis dans l'intérieur des maisons, mes yeux ne verront pas ce qui s'y passe; ma langue taira les secrets qui me seront confiés, et mon état ne servira pas à corrompre les mœurs ni à favoriser le crime. Respectueux et reconnaissant envers mes Maîtres, je rendrai à leurs enfants l'instruction que j'ai reçue de leurs pères.

Que les hommes m'accordent leur estime si je suis fidèle à mes promesses! Que je sois couvert d'opprobre et méprisé de mes confrères si j'y manque!

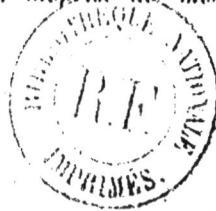